DAS BILDERBUCH DER SPRÜCHE

Eine visuelle Schatzkammer zeitloser Wahrheiten für Senioren mit Demenz

DAO GLOBAL PRESS

© 2024 DAO GLOBAL PRESS

Alle Rechte vorbehalten.

Kein Teil dieses Buches darf ohne vorherige schriftliche Genehmigung des Herausgebers in irgendeiner Form reproduziert werden, sei es durch grafische, visuelle, elektronische, Film-, Mikrofilm-, Tonbandaufzeichnungen oder andere Mittel, außer im Falle kurzer Passagen, die in enthalten sind Kritische Rezensionen und Artikel.

Die hier geäußerten Meinungen und Ansichten gehören ausschließlich dem Autor.
Schriftzitate stammen aus der Heiligen Bibel, der King-James-Version.

Die Genehmigung der Verwendung von Quellen, Grafiken und Fotos obliegt ausschließlich dem Autor.

Einführung

Willkommen zu **Das Bilderbuch der Sprichwörter: Eine visuelle Schatzkammer zeitloser Wahrheiten für Senioren mit Demenz.** Dieses Buch wurde speziell entwickelt, um Senioren, insbesondere Menschen mit Demenz, Trost, Freude und spirituelle Nahrung zu bieten. Wir glauben, dass die Weisheit der Sprichwörter, gepaart mit schönen und eindrucksvollen Bildern, Momente der Klarheit, des Friedens und der Verbindung für diejenigen bieten kann, die mit den Herausforderungen des Gedächtnisverlusts zurechtkommen.

Die Macht der Sprichwörter

Das Buch der Sprüche ist eine Sammlung zeitloser Weisheiten, die seit Tausenden von Jahren Führung, Inspiration und Trost spenden. Diese Verse, die hauptsächlich König Salomo zugeschrieben werden, decken ein breites Spektrum menschlicher Erfahrungen ab und bieten Einblicke in Moral, Beziehungen, Arbeit und Spiritualität. Sie sprechen in einer universellen Sprache, die bei Menschen jeden Alters und jeder Herkunft großen Anklang findet.

Für Senioren mit Demenz kann die geradlinige, poetische Natur der Sprichwörter eine besondere Wirkung haben. Die rhythmische und sich oft wiederholende Sprache dieser Verse ist leichter zu verarbeiten und abzurufen. Vertraute Sätze können Erinnerungen und Emotionen wecken und ein Gefühl von Kontinuität und Stabilität fördern. Die in den Sprüchen enthaltene Weisheit stellt eine beruhigende Verbindung zum eigenen spirituellen und kulturellen Erbe her und stärkt das Identitäts- und Zugehörigkeitsgefühl.

Warum ein Bilderbuch?

Visuelle Hilfsmittel spielen eine entscheidende Rolle bei der Verbesserung des Verständnisses und des Gedächtnisses, insbesondere bei Menschen mit Demenz. Bilder können Erinnerungen wecken, Gespräche anregen und einen Brennpunkt zum Nachdenken bieten. Sie können abstrakte Konzepte in greifbare, nachvollziehbare Erfahrungen umwandeln.

In diesem Buch wird jedes Sprichwort von einem sorgfältig ausgewähltenBild begleitet, das seine Botschaft ergänzen und verstärken soll. Diese Bilder sind nicht nur Illustrationen, sondern Tore zu tieferem Verständnis und emotionaler Verbindung. Sie tragen dazu bei, die Lücke zwischen dem geschriebenen Wort und den persönlichen Erfahrungen des Lesers zu schließen und die zeitlosen Wahrheiten der Sprichwörter zugänglicher und bedeutungsvoller zu machen.

Momente der Verbindung schaffen

Unser Ziel mit diesem Buch ist es, Momente der Verbundenheit und Freude zu schaffen. Wir verstehen, dass das Leben mit Demenz sowohl für den Einzelnen als auch für seine Betreuer isolierend sein kann. Durch das Teilen dieser Sprichwörter und Bilder hoffen wir, sinnvolle Interaktionen zu ermöglichen, die über die Herausforderungen des Gedächtnisverlusts hinausgehen.

Stellen Sie sich vor, Sie sitzen mit einem geliebten Menschen zusammen und blättern gemeinsam in diesem Buch um. Wenn Sie ein Sprichwort lesen und das dazugehörige Bild besprechen, stellen Sie möglicherweise fest, dass es eine Erinnerung oder eine Geschichte aus der Vergangenheit hervorruft. Diese Momente der Anerkennung und Erinnerung können zutiefst lohnend sein und sowohl dem Einzelnen als auch seinen Betreuern ein Gefühl der gemeinsamen Geschichte und Intimität vermitteln.

So verwenden Sie dieses Buch

Dieses Buch ist flexibel und benutzerfreundlich gestaltet und kann auf unterschiedliche Bedürfnisse und Vorlieben eingehen. Hier sind ein paar Vorschläge, wie Sie das Beste daraus machen können:

1. Vorlesen: Der rhythmische Charakter der Sprichwörter macht sie ideal zum Vorlesen. Der Klang Ihrer Stimme kann beruhigend und erdend sein und ein Gefühl von Präsenz und Verbundenheit vermitteln.

2. Besprechen Sie die Bilder: Nehmen Sie sich Zeit, jedes Bild anzusehen und darüber zu diskutieren. Stellen Sie Fragen wie: „Woran erinnert Sie dieses Bild?" oder „Wie fühlst du dich bei diesem Bild?" Ermutigen Sie offene Gespräche, die persönliche Reflexion und Austausch ermöglichen.

3. Konzentrieren Sie sich auf Vertrautheit: Beginnen Sie mit Sprichwörtern, die Ihnen vielleicht bekannt oder besonders aussagekräftig sind. Vertrautheit kann ein Gefühl von Trost und Wiedererkennen hervorrufen und eine stärkere Verbindung zum Material fördern.

4. Erstellen Sie eine Routine: Die Integration dieses Buches in eine tägliche oder wöchentliche Routine kann eine strukturierte, vorhersehbare Aktivität bieten, auf die sich sowohl Einzelpersonen als auch Betreuer freuen können.

5. An Vorlieben anpassen: Jeder Mensch ist einzigartig. Achten Sie darauf, welche Sprichwörter und Bilder am meisten Anklang finden, und passen Sie Ihre Sitzungen entsprechend an. Manche konzentrieren sich vielleicht lieber auf bestimmte Themen wie Liebe, Weisheit oder Frieden.

Eine gemeinsame Reise

Wir laden Sie ein, diese Reise mit offenem Herzen und offenem Geist anzutreten. **Das Bilderbuch der Sprichwörter** ist mehr als nur eine Sammlung von Wörtern und Bildern; Es ist ein Werkzeug zur Verbindung, Reflexion und spirituellen Bereicherung. Es bietet einen sanften, mitfühlenden Ansatz für den Umgang mit geliebten Menschen und vermittelt ein Gefühl von Kontinuität und Frieden inmitten der Unsicherheiten der Demenz.

Indem Sie diese zeitlosen Wahrheiten gemeinsam erforschen, bereichern Sie nicht nur den gegenwärtigen Moment, sondern würdigen auch die dauerhafte Weisheit, die über Generationen weitergegeben wurde. Möge dieses Buch Ihnen und Ihren Lieben Momente der Freude, des Trostes und der tiefen Verbundenheit bescheren und Ihnen auf Ihrer gemeinsamen Reise als wertvoller Begleiter dienen.

Sprüche 1:7

„Die Furcht des HERRN ist der Anfang der Erkenntnis; aber die Narren verachten Weisheit und Belehrung."

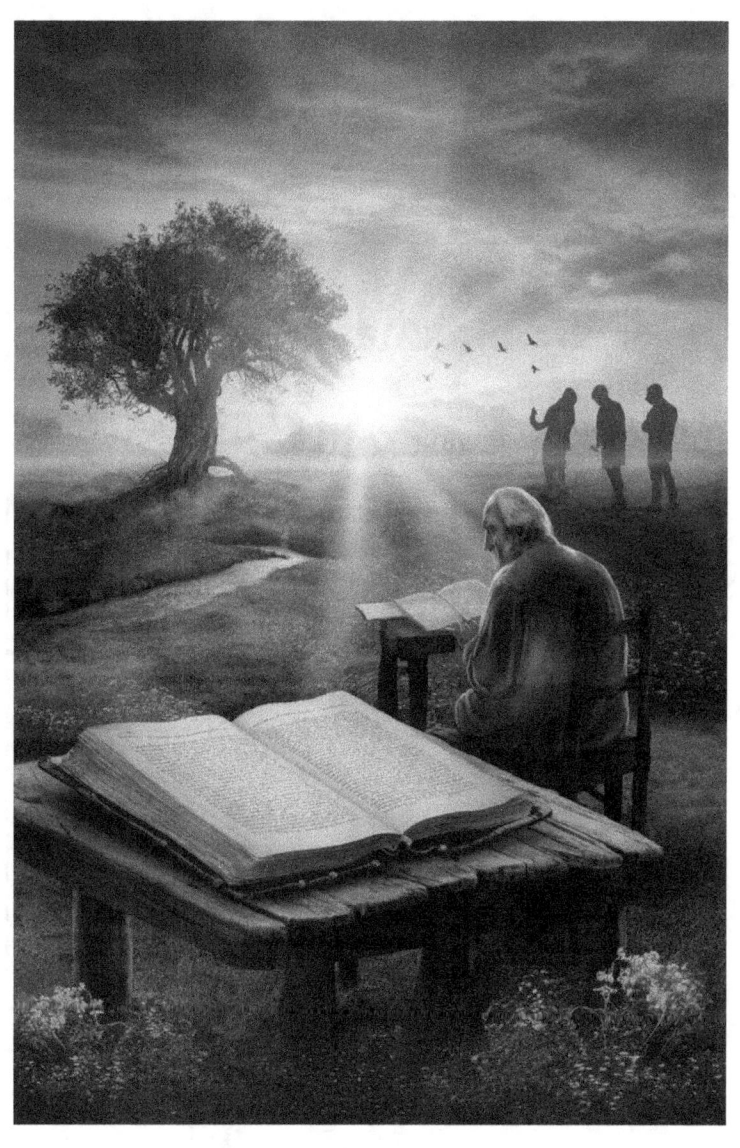

Sprüche 3:5-6

„Vertraue mit deinem ganzen Herzen auf den HERRN und verlasse dich nicht auf deinen eigenen Verstand. Erkenne ihn auf allen deinen Wegen an, und er wird deine Pfade ebnen."

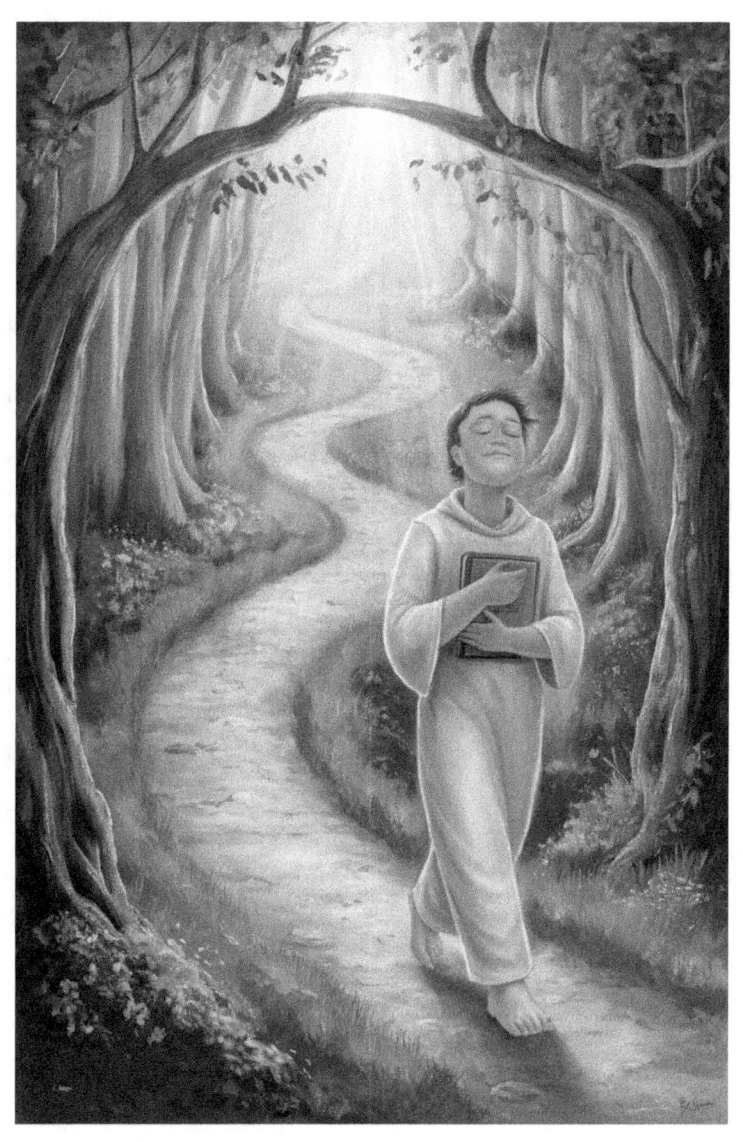

Sprüche 3:13

„Glücklich ist der Mann, der Weisheit findet, und der Mann, der Verständnis erlangt."

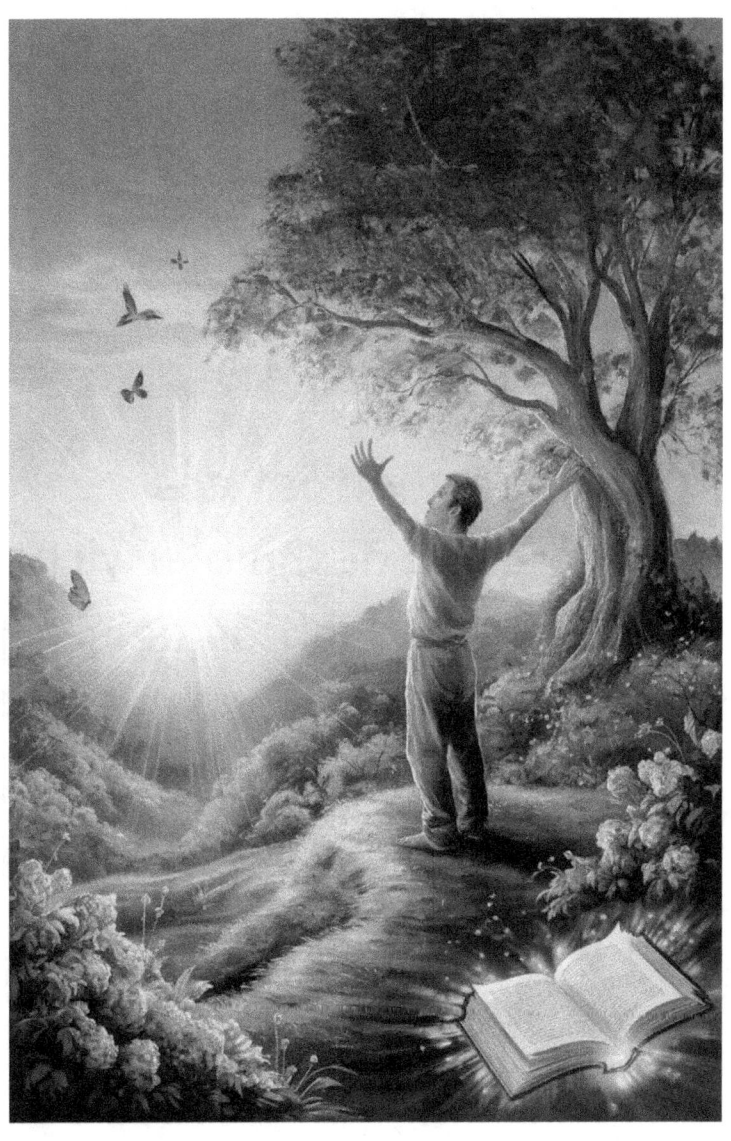

Sprüche 4:7

„Weisheit ist das Wichtigste; deshalb erwirb Weisheit, und mit all deinem Erwerb erwirbst du Verständnis."

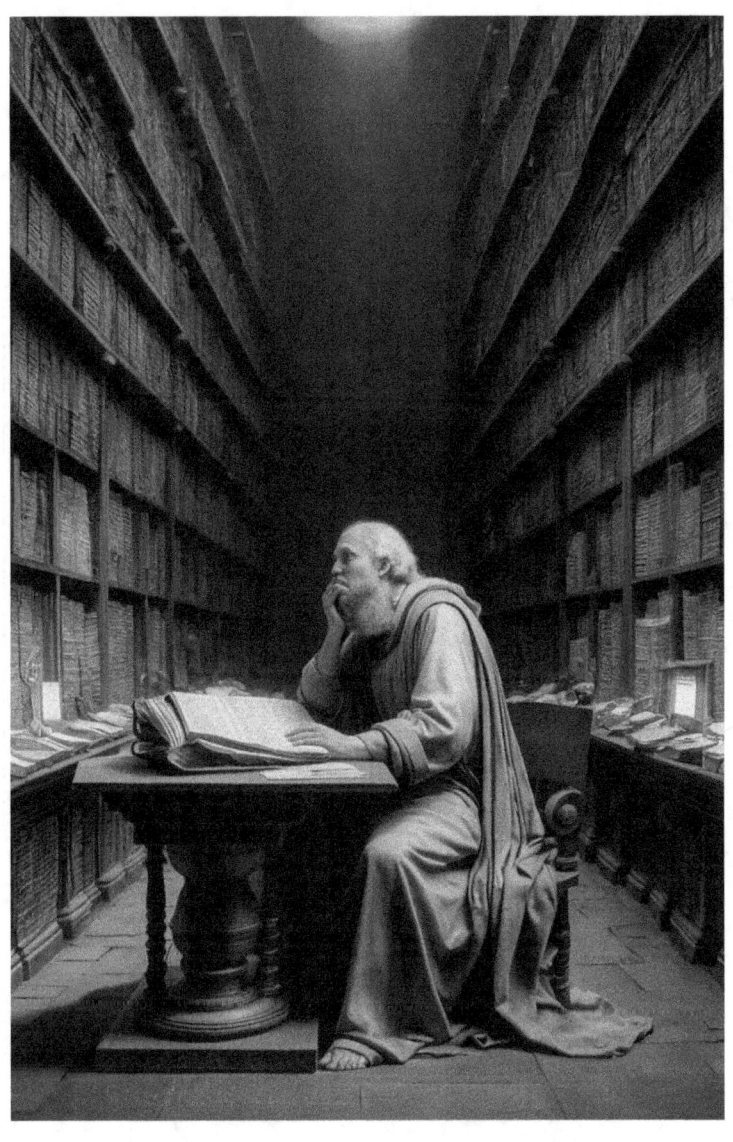

> **Sprüche 4:23**
>
> „Bewahre dein Herz mit aller Sorgfalt; denn aus ihm gehen die Belange des Lebens hervor."

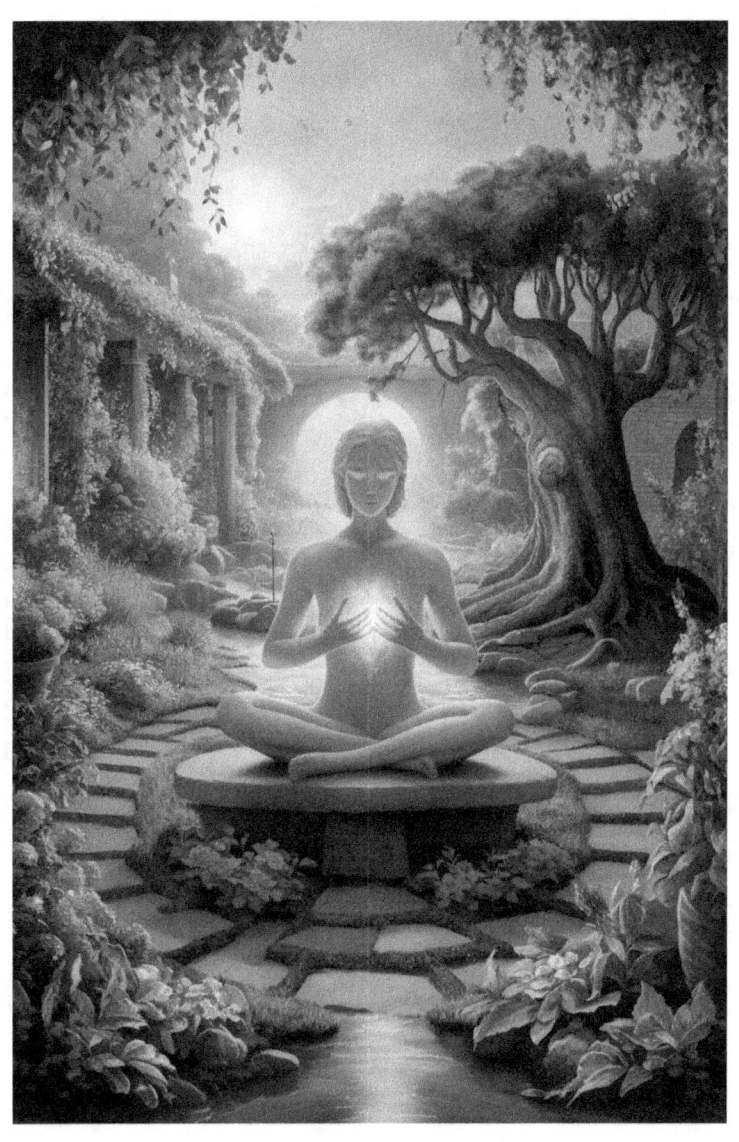

Sprüche 9:10

„Die Furcht des HERRN ist der Anfang der Weisheit, und die Erkenntnis des Heiligen ist Verstand."

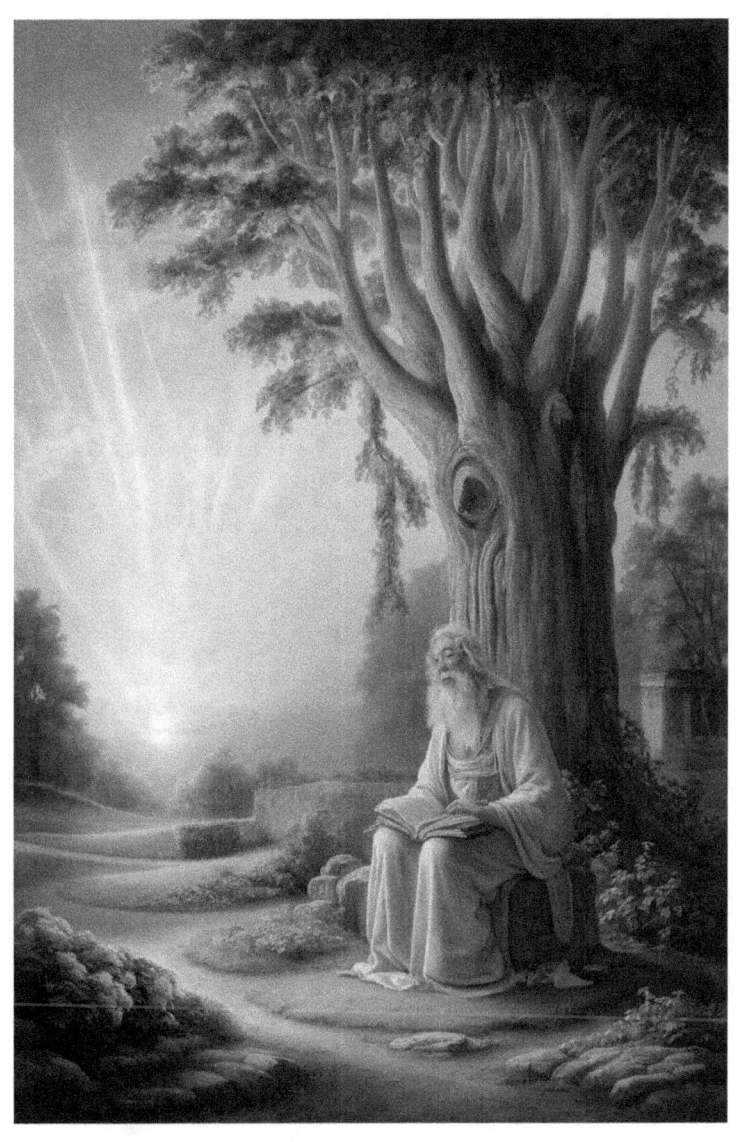

Sprüche 10:12

„Hass schürt Streit, aber Liebe deckt alle Sünden zu."

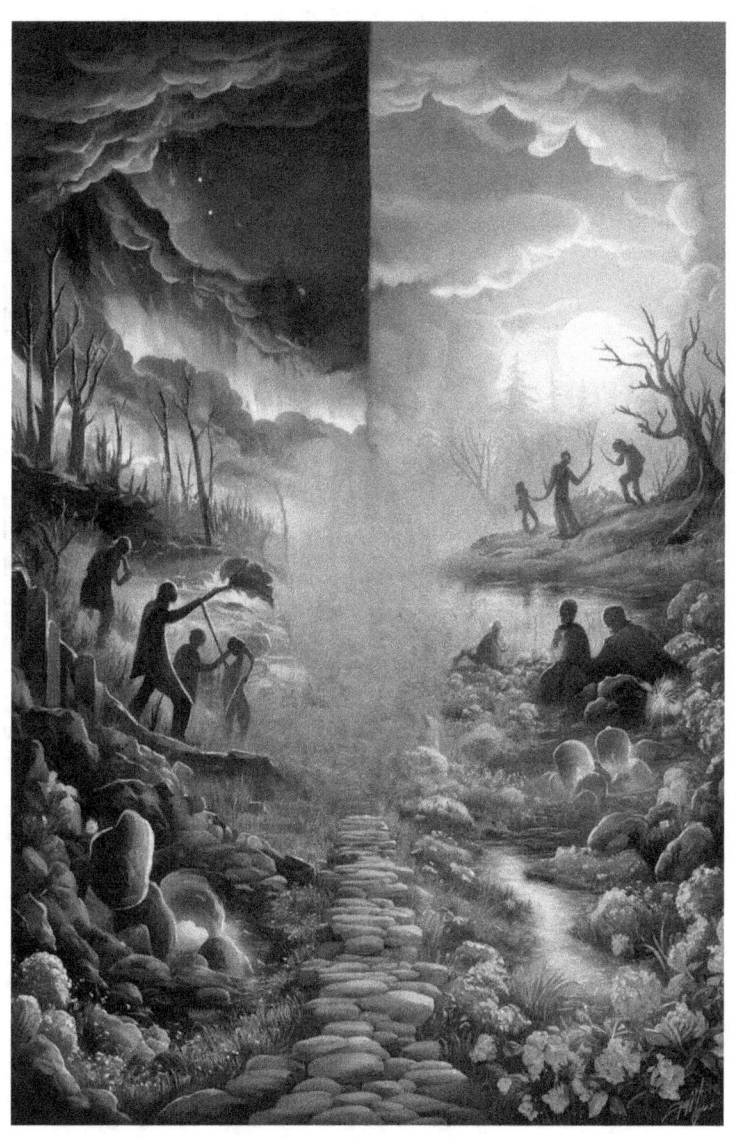

Sprüche 10:19

„An der Menge der Worte mangelt es nicht an Sünde; wer aber seine Lippen zurückhält, ist weise."

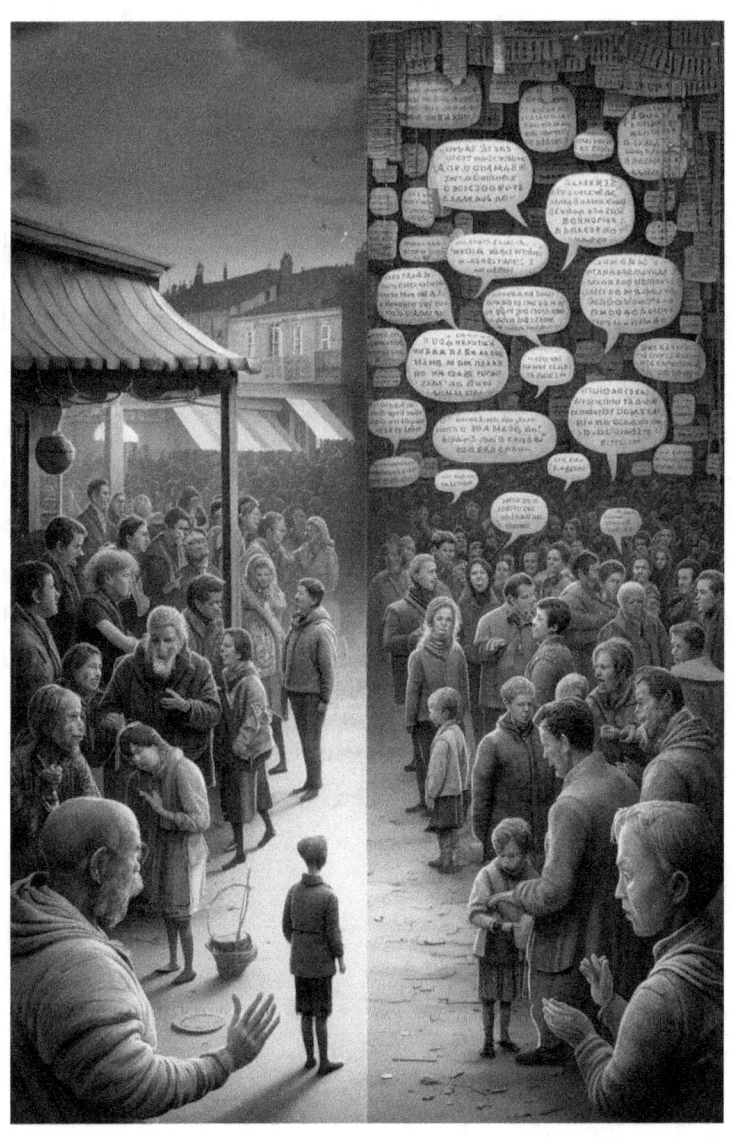

Sprüche 11:2

„Wenn Stolz kommt, dann kommt Schande; aber bei den Geringen ist Weisheit."

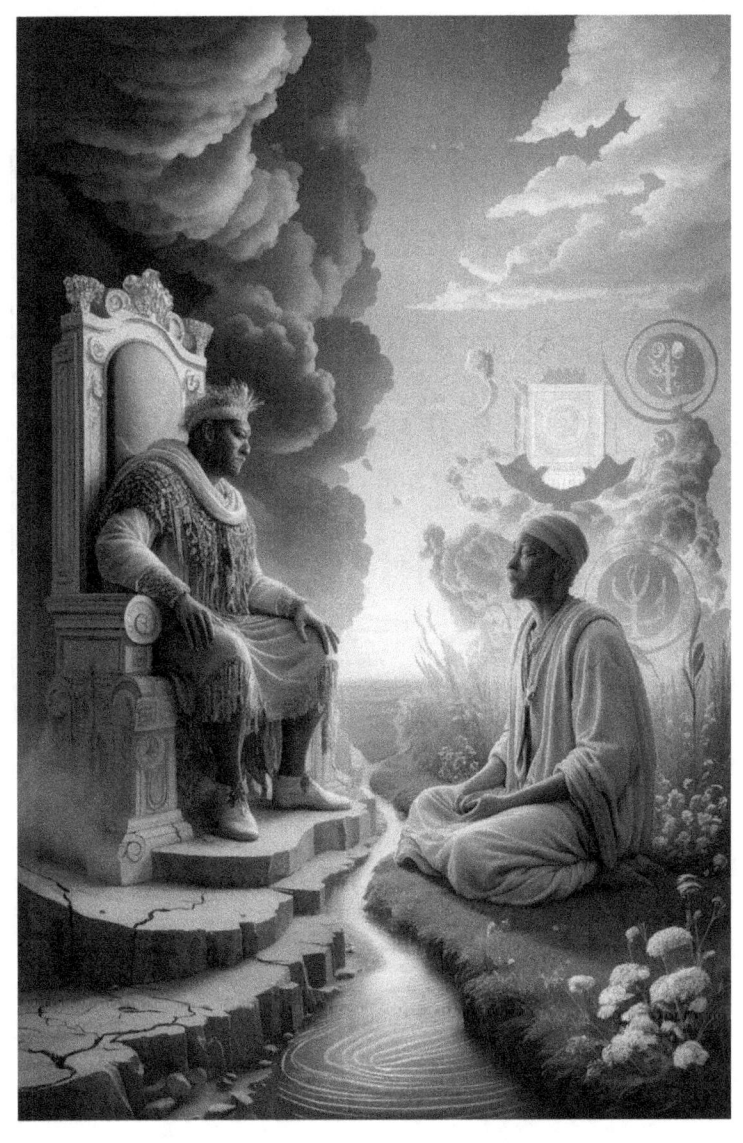

Sprüche 11:25

„Die liberale Seele wird fett gemacht; und wer trinkt, wird auch selbst getränkt werden."

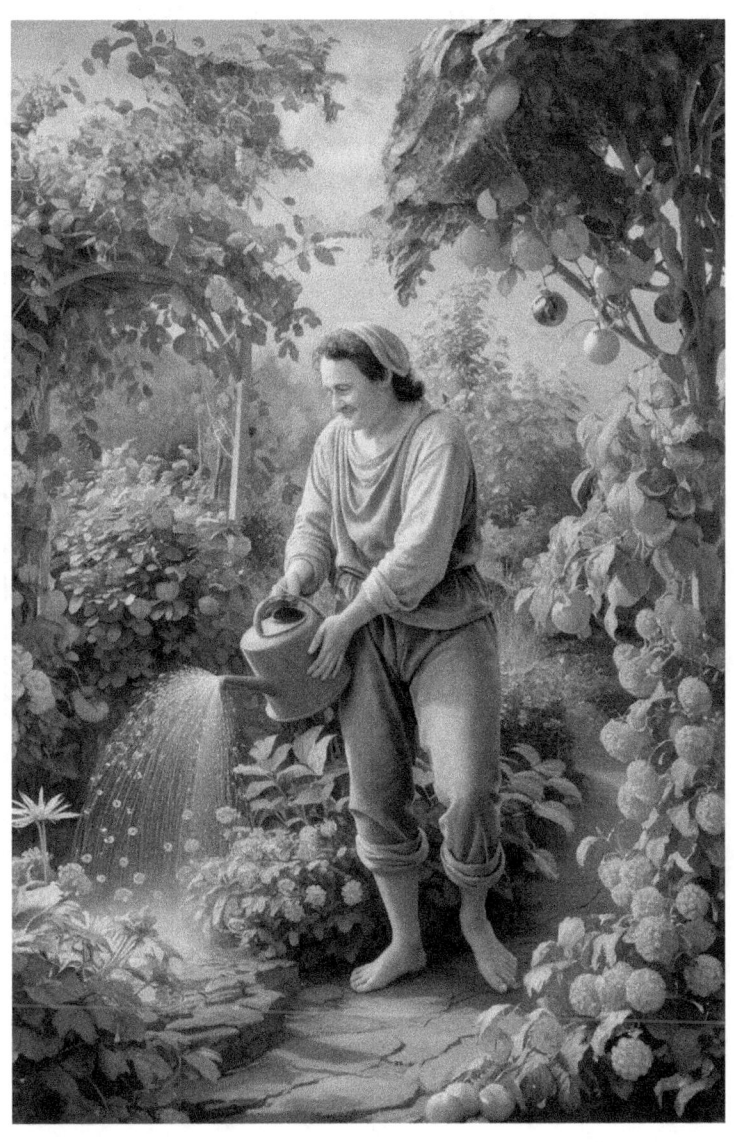

Sprüche 12:1

„Wer Belehrung liebt, liebt Wissen; wer aber Tadel hasst, ist brutal."

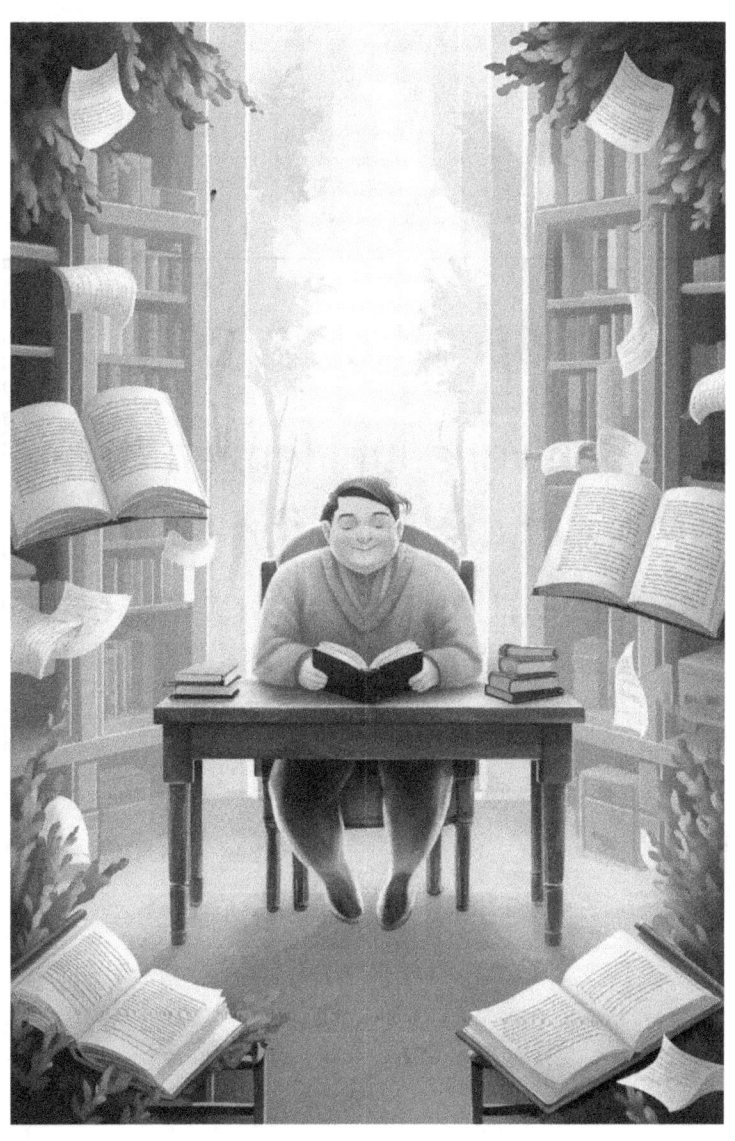

Sprüche 12:25

„Schwere im Herzen des Menschen lässt ihn beugen; aber ein gutes Wort macht ihn froh."

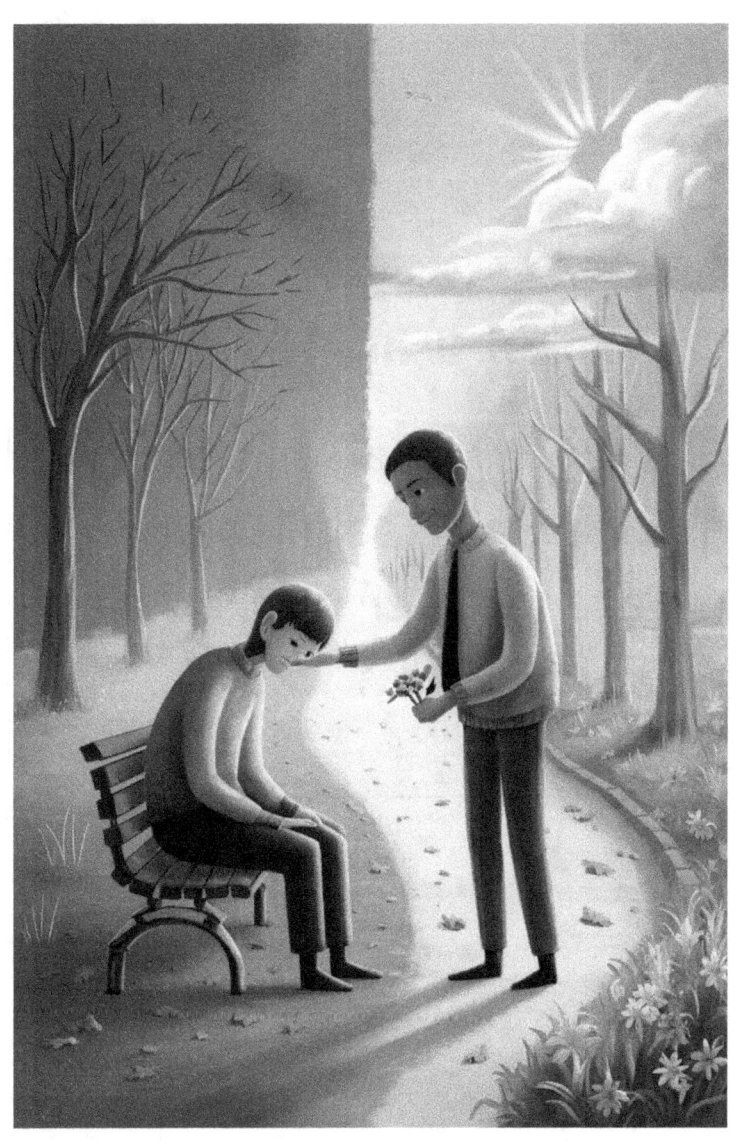

Sprüche 13:20

„Wer mit Weisen wandelt, wird weise sein; aber der Gefährte der Narren wird vernichtet werden."

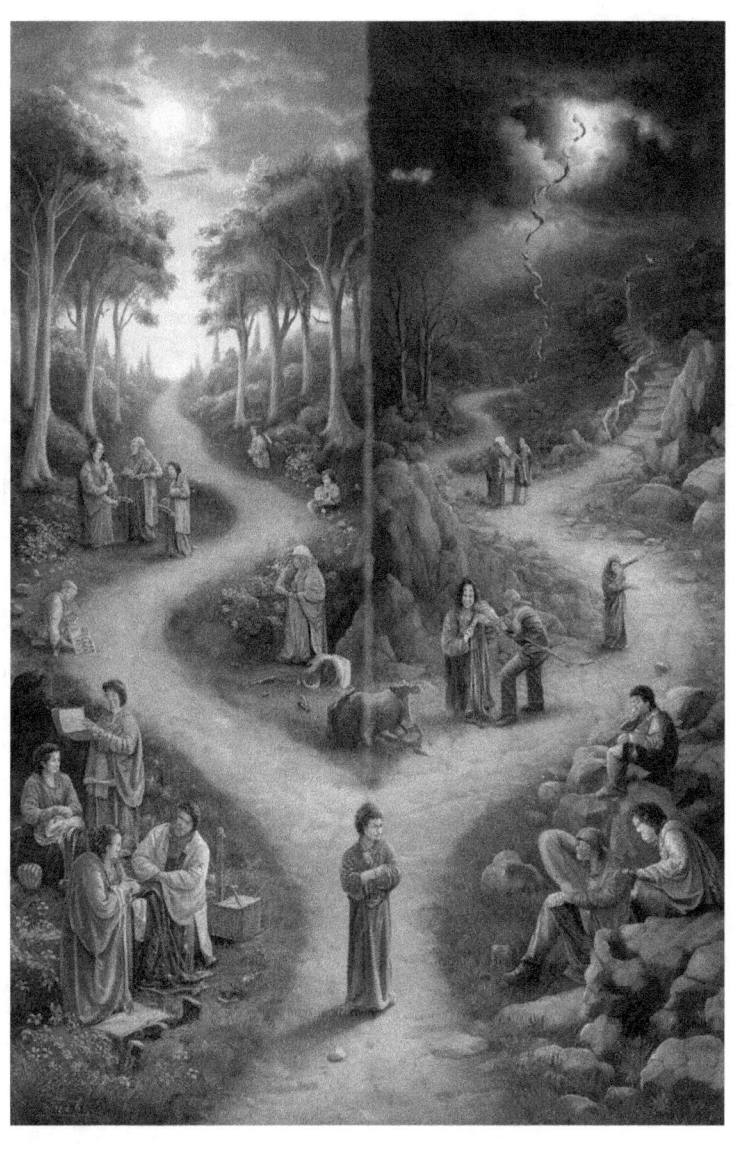

Sprüche 15:1

„Eine sanfte Antwort wendet den Zorn ab; aber schmerzliche Worte erregen Zorn."

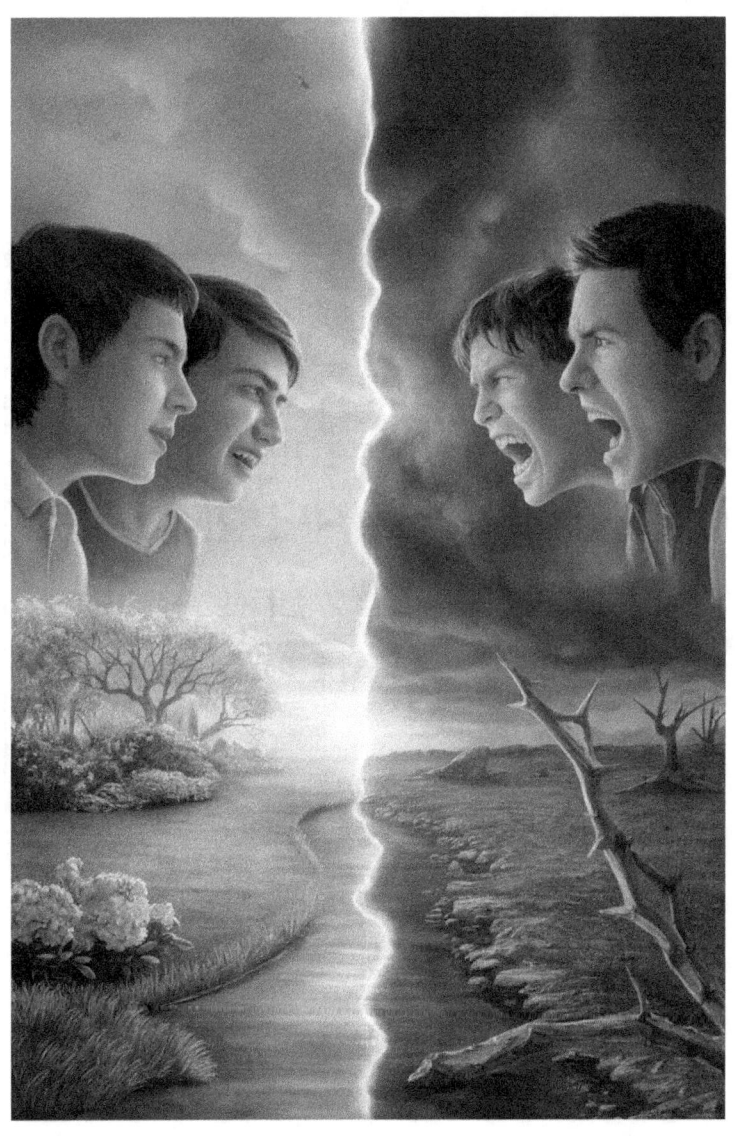

Sprüche 15:16

„Besser ist wenig mit der Furcht des HERRN als großer Schatz und Ärger damit."

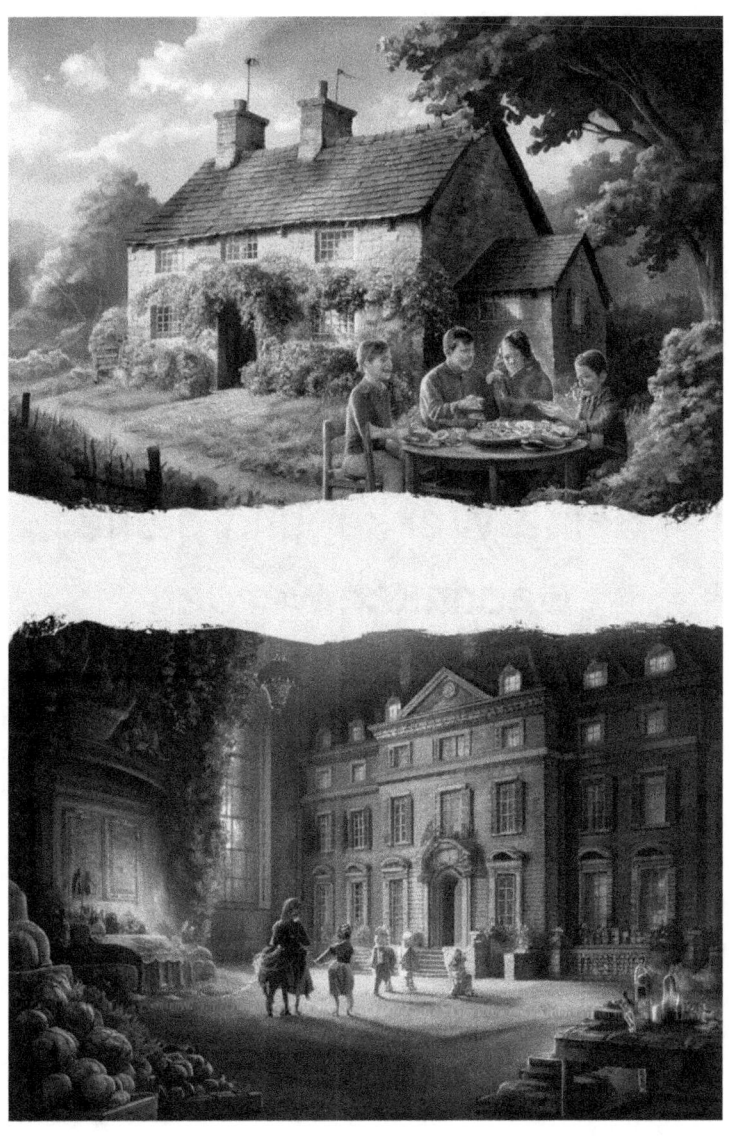

Sprüche 16:3

„Übergebe dem HERRN deine Werke, und deine Gedanken werden feststehen."

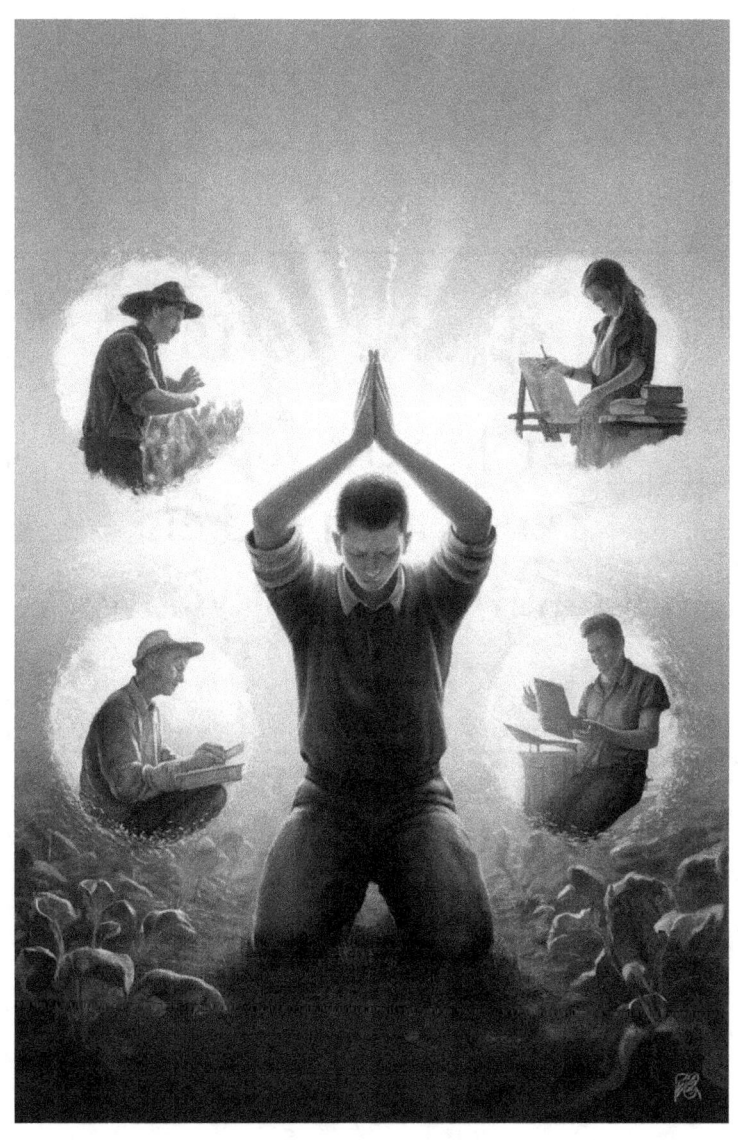

40

> **Sprüche 16:18**
>
> „Stolz geht vor der Zerstörung und ein hochmütiger Geist vor dem Fall."

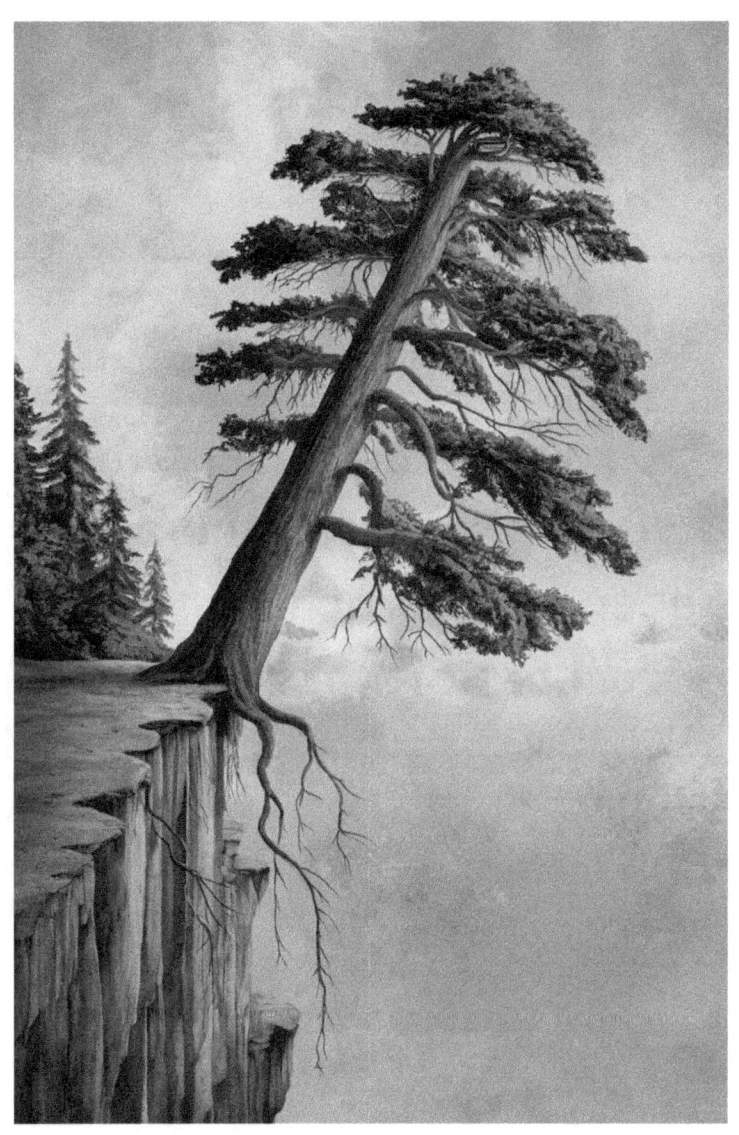

Sprüche 17:22

„Ein fröhliches Herz tut Gutes wie eine Medizin; aber ein gebrochener Geist trocknet die Knochen aus."

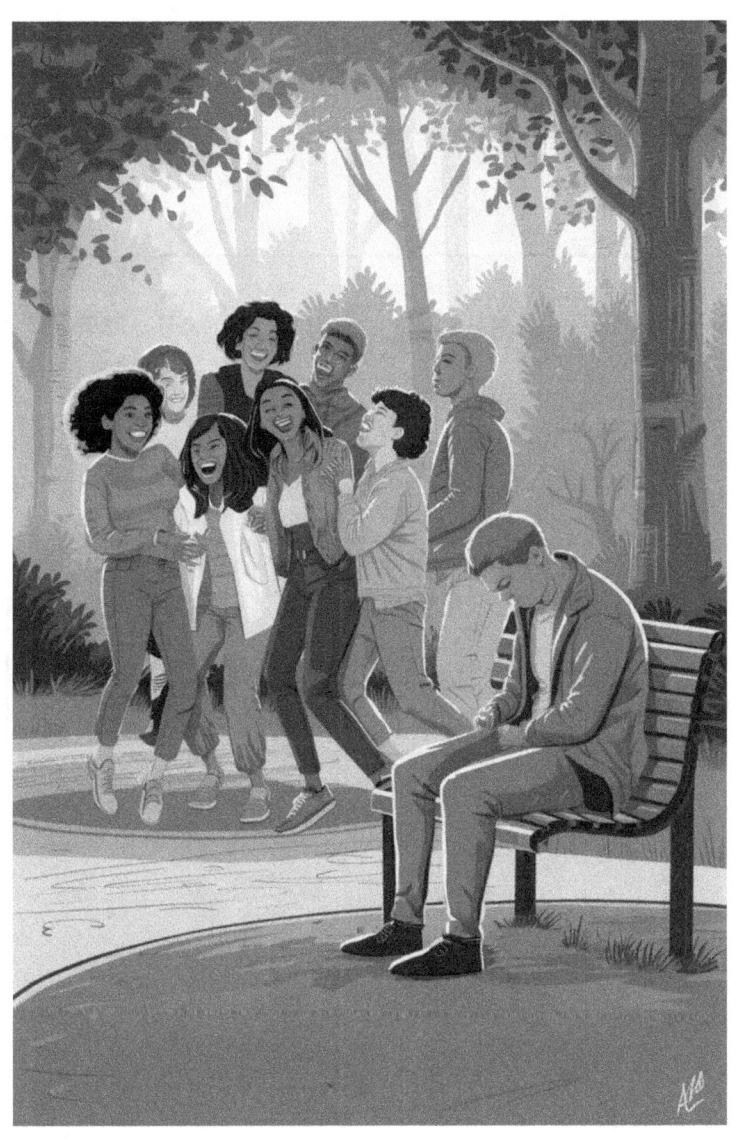

Sprüche 18:21

„Tod und Leben liegen in der Macht der Zunge; und die sie lieben, werden ihre Frucht essen."

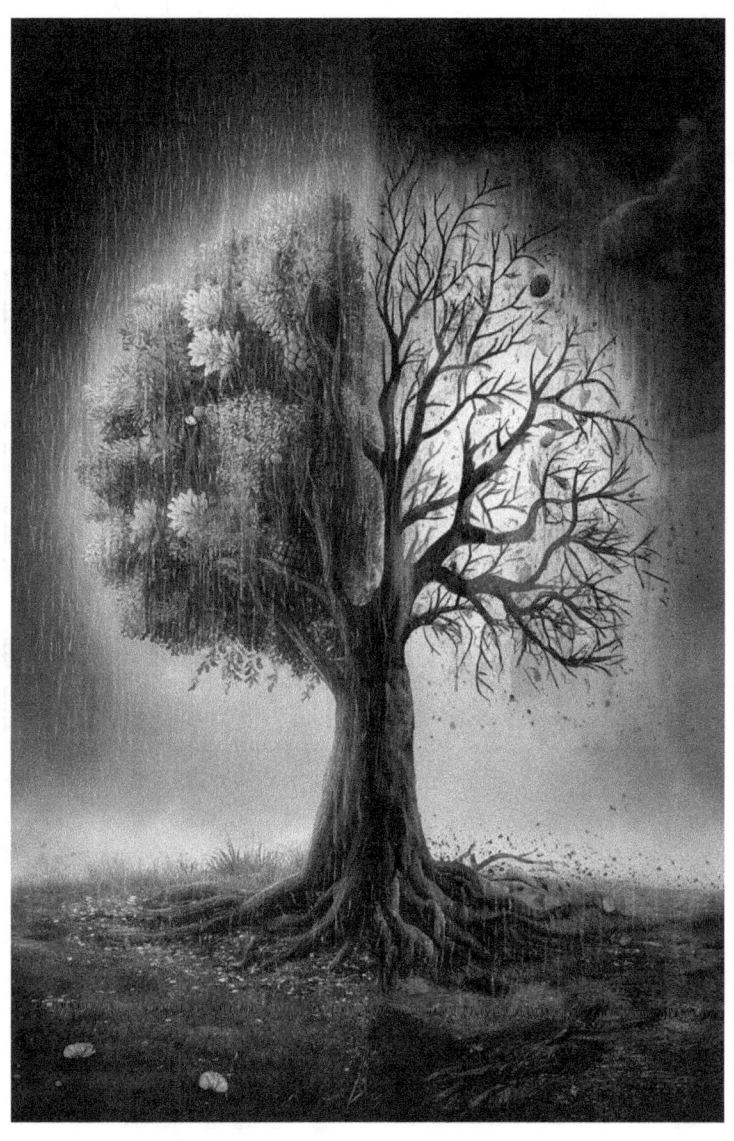

Sprüche 19:20

„Höre Rat und empfange Unterweisung, damit du in deinem letzten Ziel weise sein kannst."

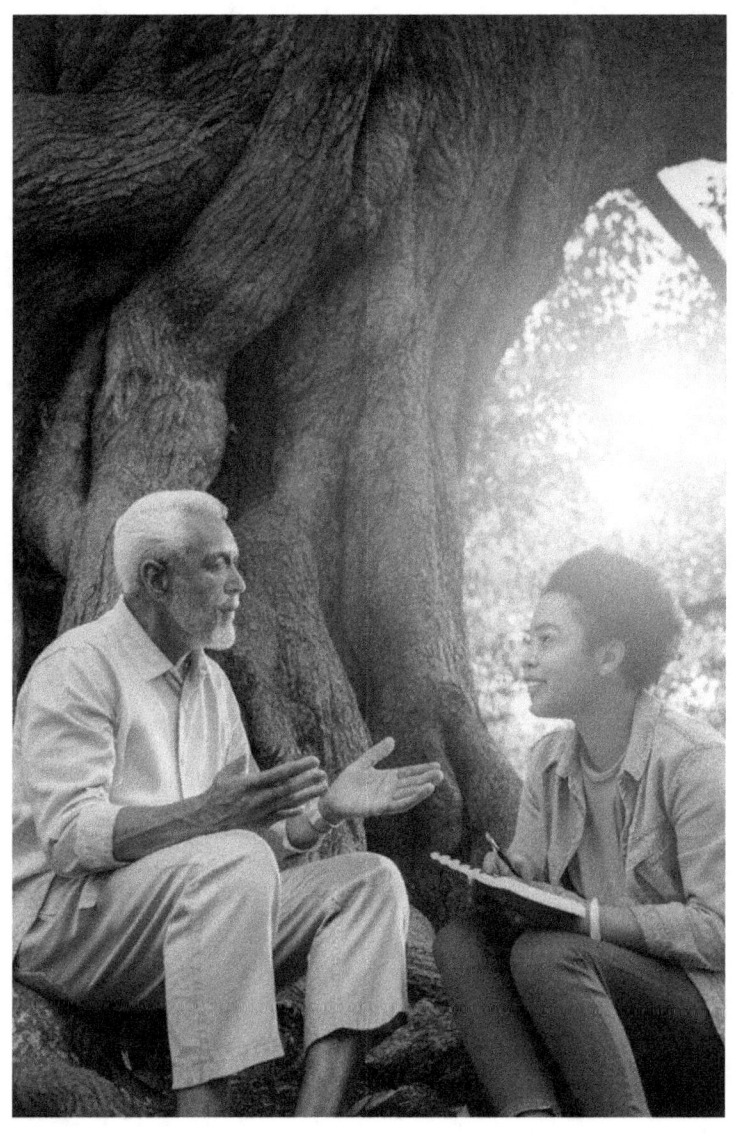

www.ingramcontent.com/pod-product-compliance
Lightning Source LLC
Chambersburg PA
CBHW072003210526
45479CB00003B/1050